基层中医药适宜技术丛书

外科常见病中医药适宜技术

胡广芹　主编

中国中医药出版社

·北京·

图书在版编目（CIP）数据

外科常见病中医药适宜技术 / 胡广芹主编 . —北京：
中国中医药出版社，2020.10
（基层中医药适宜技术丛书）
ISBN 978-7-5132-6410-5

Ⅰ . ①外… Ⅱ . ①胡… Ⅲ . ①外科—常见病—中医治
疗法 Ⅳ . ① R26

中国版本图书馆 CIP 数据核字（2020）第 174110 号

中国中医药出版社出版

北京经济技术开发区科创十三街 31 号院二区 8 号楼
邮政编码 100176
传真 010-64405750
保定市西城胶印有限公司印刷
各地新华书店经销

开本 787 × 1092 1/16 印张 5.5 字数 78 千字
2020 年 10 月第 1 版 2020 年 10 月第 1 次印刷
书号 ISBN 978 - 7 - 5132 - 6410 - 5

定价 25.00 元
网址 www.cptcm.com

社 长 热 线 010-64405720
购 书 热 线 010-89535836
维 权 打 假 010-64405753

微信服务号 zgzyycbs
微商城网址 https://kdt.im/LIdUGr
官 方 微 博 http://e.weibo.com/cptcm
天猫旗舰店网址 https://zgzyycbs.tmall.com

如有印装质量问题请与本社出版部联系（010-64405510）

《外科常见病中医药适宜技术》
编委会

主　编　胡广芹

副主编　沈　峰　王朝辉　陈卷伟　高之光

编　委　（以姓氏笔画为序）

王海静　刘代代　李晓蕾　杨　燕

连　政　余辕耕　周　洪　郑力文

胡　珊　姜至伏　徐英武　徐树春

《基层中医药适宜技术丛书》
编委会

顾　问　王国辰　刘　平　孙永章
主　编　梁繁荣　常小荣　范炳华
编　委　（以姓氏笔画为序）

　　　　王晓曼　刘　密　刘慧荣　许　丽
　　　　李德华　佘延芬　张　燕　胡广芹

前　言

　　为贯彻落实《中共中央国务院关于促进中医药传承创新发展的意见》和《关于印发基层中医药服务能力提升工程"十三五"行动计划的通知》精神，适应基层中医药人员临床能力提升的需求，重点推广普及实用型适宜技术，中华中医药学会在广泛调研基础上，于2018年启动"继续教育＋适宜技术推广行动"，同时，策划了本套《基层中医药适宜技术丛书》（以下简称"丛书"）。

　　本套丛书分为《基层中医药适宜技术基本操作》《内科常见病中医药适宜技术》《外科常见病中医药适宜技术》《妇科常见病中医药适宜技术》《儿科常见病中医药适宜技术》《骨伤科常见病中医药适宜技术》《五官科常见病中医药适宜技术》7个分册。其中《基层中医药适宜技术基本操作》重点介绍适宜在基层医院、社区卫生服务站选用的技术方法，突出实用性、操作性。6个临床分册以病为纲，在每个常见病、多发病下，介绍适合该病且确有疗效的针刺、艾灸、推拿（含小儿推拿）、拔罐、刮痧、敷贴、耳穴、熏蒸等治疗方法。

　　丛书邀请全国中医药行业规划教材主编、中医药院所学科带头人及针灸、推拿、刮痧等领域知名专家执笔，在系统梳理基层常见病、多发病基础上，选择适合运用上述技术的病证，结合编写人员的临床经验编写而成。考虑到基层中医药人员学习面临的实际困难，各位主编还分别录制了与丛书配套的授课视频，希望能通过直观的教学方式，帮助有关人员学而能会，习而可用。

成都中医药大学原校长、国家重大基础研究"973"项目首席科学家、国家重点学科针灸推拿学学科带头人梁繁荣教授，中医药高等学校教学名师、湖南中医药大学常小荣教授，中医药高等学校教学名师、浙江中医药大学范炳华教授，从始至终参与本套丛书的策划、编写指导与授课工作，彰显出对中医药人才培养的责任担当和殷切希望。中国中医药出版社张燕编辑、中医古籍出版社王晓曼主任，承担本套丛书统筹和疾病概论编写工作。各分册主编兢兢业业，换位思考，将自己的临床经验融入丛书编写与内容讲授。在此，对以上专家、同人的努力，表示由衷的感谢！

筑牢基层中医药服务阵地，为基层医生、全科医生和乡村医生中医药知识与技能培训提供系统的知识读本，以信息化支撑中医药人才培养与服务体系建设。愿本套丛书作为中华中医药学会联系中医药工作者的切入点之一，为基层中医药人员的成长提供新的动力！

中华中医药学会

2020 年 7 月

《基层中医药适宜技术示教视频》介绍

为提升基层中医药人员临床能力，推广普及实用型适宜技术，中华中医药学会本着"面向基层，紧贴临床，注重实操，实用规范"的原则，组织中医药行业知名专家，录制了《基层中医药适宜技术示教视频》（以下简称"视频"），供基层中医药从业人员学习使用。

"视频"以《基层中医药适宜技术丛书》为大纲，分为基层中医药适宜技术基本操作及内、外、妇、儿、骨伤、五官各科常见病适宜技术，共7套，160余学时。其内容包括常用适宜技术基本操作示教、各科疾病概述及常见病适宜技术应用讲解与演示，使用方法如下：

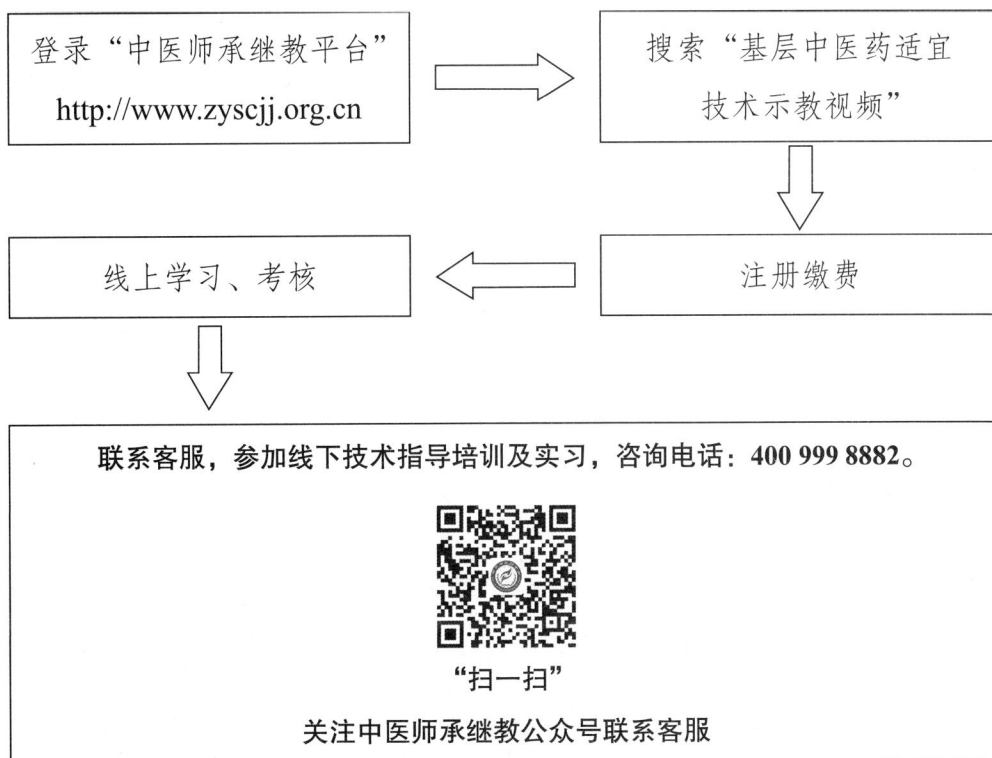

登录"中医师承继教平台" http://www.zyscjj.org.cn	→	搜索"基层中医药适宜技术示教视频"

线上学习、考核	←	注册缴费

联系客服，参加线下技术指导培训及实习，咨询电话：400 999 8882。

"扫一扫"

关注中医师承继教公众号联系客服

编写说明

为贯彻落实《中共中央国务院关于促进中医药传承创新发展的意见》，提升基层中医药人员临床能力，推广普及实用型适宜技术，2018年12月12—14日，由中华中医药学会主办、中国中医药出版社承办的基层适宜技术人才培养论证会暨培训教材编写会在北京西藏大厦召开。经过讨论，本次会议确定了《基层中医药适宜技术丛书》（以下简称"丛书"）纳入的病种和基层临床适宜的中医药技术。

中医药基层适宜技术是中医学的重要组成部分，以藏象、经络、阴阳五行等中医基本理论为指导，包括针刺、艾灸、推拿、刮痧、穴位敷贴、耳针等基层常用治疗疾病的方法。因其具有"简、便、效、廉"的特点，自古至今一直深受欢迎，为我国人民的健康做出了巨大贡献。限于编写人员的知识结构或思维定式，目前有关中医药基层适宜技术的书籍大多以技术操作或临床症状为纲，不利于融会贯通和整体比对。本套丛书从培养基层医务人员的中医思维出发，以疾病为纲，选择内科、外科、妇科、儿科、骨伤科和五官科常见病和多发病，在简要梳理疾病的病因病机和辨证分型基础上，重点介绍适宜不同病证的技术方法，便于基层临床医师根据病证具体情况、当下医疗条件等，因地、因时、因人制宜地施治，更具灵活性、参考性和实践性。

本书共12章，分别介绍斑秃、肠痈、痤疮、丹毒、疔疮（包括疖和痈）、乳癖、乳痈、疝气、蛇串疮、湿疮、痔疮（附脱肛）、神经性皮炎（附白疕）等 10 余种病证的基层中医药适宜技术。

全书内容精练，实用性和操作性强，适宜基层医院、社区卫生服务站、村卫生室等基层临床工作者选读，也可供中医药适宜技术爱好者阅读参考。

本书编委会
2020 年 8 月

目 录

第一章

斑秃

一、概述

斑秃是以头皮部毛发突然发生圆形、椭圆形斑状脱落，局部皮肤正常，无自觉症状为临床表现的病症。俗称"鬼剃头""圆秃"。本病以青年人多见。

西医学认为，本病可能与自身免疫、遗传、内分泌功能障碍、局部病灶感染、中毒等有关。

二、病因病机

发为血之余，肾主精，其华在发，故毛发全赖精血充养而生长。本病多由肝肾不足，精血亏虚，或脾胃虚弱，气血生化无源，致血虚生风，或风邪乘虚入中毛孔，风盛血燥，发失所养。抑或因肝气郁结，气机不畅，气滞血瘀，瘀血不去，新血不生，血不养发而脱落。

本病病位在头部毛发，与肝、肾关系密切。基本病机为精血亏虚或气滞血瘀，血不养发。

三、辨证分型

（一）虚证

1. 气血两虚证

本证多于病后、产后、疮后脱发，范围由小而大，数目由少而多，呈渐进性加重。脱发区能见到散在的、参差不齐的残余头发，但轻轻触摸就会脱落。伴有唇白、心悸、气短语微、头昏、嗜睡、倦怠无力。舌淡苔薄白，脉细弱。

2. 肝肾不足证

本证多见于40岁以上患者，平素头发焦黄或花白，病发时头发常大片而均匀地脱落，严重时还会出现眉毛、腋毛、阴毛乃至毳毛脱落。伴面色㿠白、肢体畏寒、头昏耳鸣、腰膝酸软。舌质淡有裂纹，苔少或无，脉沉细无力。

（二）实证

1. 血热生风证

突然脱发，进展较快，头发常大片脱落。伴有头部烘热、心烦易怒、急躁不安，个别患者还会相继发生眉毛、胡须脱落的现象，偶有头皮瘙痒。舌质红，苔少，脉细数。

2. 瘀血阻络证

脱发前先有头痛或头皮刺痛等自觉症状，继而出现斑块脱发，时间长便成全秃。伴有夜多噩梦、烦热不眠等全身症状。舌质暗红或有瘀点，苔少，脉沉涩。

四、适宜技术

【针刺】

1. 治法

养血生发。

2. 取穴

以局部穴位为主。

主穴：阿是穴、百会、风池、太渊、膈俞。

配穴：①虚证：气血两虚加血海、足三里；肝肾不足加肝俞、肾俞。②实证：血热生风加血海、大椎；瘀血阻络加血海、太冲。

3. 操作

阿是穴用梅花针叩刺或毫针围刺，余穴用毫针常规刺。

4. 方义

头为诸阳之会，百会为足太阳经与督脉交会穴，风池为足太阳经与

NOTE

阳维脉交会穴，且二穴皆近脱发患处，同用可祛风活血；血会膈俞，太渊为脉会，且为肺之原穴，配局部阿是穴，补能益气养血，泻能活血化瘀；阿是穴用梅花针叩刺或毫针围刺，更可疏导局部经气，促进新发生长。

[按语]

1. 针刺治疗局限性斑秃及发病急者有较好疗效，对患病时间长或毛发全脱者疗效欠佳。

2. 不宜用碱性强的肥皂洗头发，治疗期间及平时宜保持心情舒畅，忌烦恼、悲观、忧愁，忌熬夜。

【艾灸】

1. 取穴

阿是穴（脱发区）、百会、大椎、肝俞、肾俞。

2. 方法

大椎、肝俞、肾俞选用隔姜灸；阿是穴（脱发区）、百会可以选择温和灸。每穴灸5～10分钟，每日1次，7天为1个疗程，疗程间歇3天。

[按语]

1. 艾灸治疗斑秃有较好的疗效，可调整神经系统功能，改善局部血液循环和局部毛发营养，增强毛囊活性，促使毛发新生。

2. 艾灸疗法对"全秃"的疗效欠佳。

【拔罐】

脱发区采用留罐法5～8分钟，局部潮红为度；在督脉和背部膀胱经用闪火法走罐5～10次，然后在大椎、肝俞、肾俞、脾俞拔罐，留罐5～10分钟。

[按语]

1.拔罐对本病有较好的疗效，若在治疗期间斑秃局部出现色泽发红，瘙痒明显，往往是经气通畅之象，为转愈之征兆，应注意观察是否有绒毛生出，坚持治疗。

2.本病若早期就采用拔罐疗法，效果更为明显。

【刮痧】

（一）实证

1.治法

祛风清热，行气活血，活络生发。取全头部、脱发局部、督脉、足太阳经、手阳明经为主，以泻刮为主。

2.处方与操作

泻刮以百会穴为中心向前至神庭穴，向左右至角孙穴，向后至哑门穴的全头部，不必出痧；平刮脱发局部，以皮肤微红为度；泻刮督脉后发际经大椎穴至至阳穴的循行线、足太阳膀胱经第1侧线大杼穴至膈俞穴的循行线，均要求出痧；泻刮手阳明大肠经曲池穴至合谷穴的循行线，以皮肤微红为度。

血热生风者，加角揉大椎、曲池、外关、风池等穴；瘀血阻络者，加角揉膈俞、血海等穴，泻刮太冲穴。

（二）虚证

1.治法

补益气血，补益肝肾，养血生发。取全头部、脱发局部、督脉、足太阳经、足阳明经、足太阴经为主，以补刮为主。

2.处方与操作

补刮以百会穴为中心向前至神庭穴，向左右至角孙穴，向后至哑门穴的全头部，不必出痧；补刮脱发局部，以皮肤微红为度；补刮督脉后发际经大椎穴至脊中穴的循行线、足太阳膀胱经第1侧线大杼穴至肾俞

NOTE

穴的循行线，不必强求出痧；补刮足阳明胃经足三里穴至下巨虚穴的循行线、足太阴脾经阴陵泉穴至三阴交穴的循行线，均以皮肤微红为度。

气血两虚者，加角揉气海、关元、足三里等穴；肝肾不足者，加角揉三阴交、太溪、照海等穴。

> [按语]
>
> 1. 刮痧治疗斑秃有一定疗效，但疗程较长，宜坚持治疗。
>
> 2. 刮痧后饮用 300～400mL 温开水。
>
> 3. 头部及脱发部位可每日或隔日刮痧 1 次，其他部位实证可间隔 3～6 日刮痧 1 次，虚证可间隔 6～10 日刮痧 1 次，连续 8 次为 1 个疗程，休息 2 周后再开始第 2 个疗程，应连续治疗 2～3 个疗程。

【敷贴】

斑秃贴敷可根据辨证选用不同的药膏贴敷，意在刺激局部充血，改善局部血行，促进毛发生长，最方便的是鲜生姜贴敷。取鲜生姜适量，捣烂如泥，加温至 40℃后敷于脱发处 15 分钟，再用温水清洗局部，每日早晚各 1 次。可配穴位：风池、太渊、膈俞等。

斑秃为局部用药，贴敷之前局部用梅花针叩刺充血红润（禁忌叩破皮肤），然后根据辨证选用不同的腧穴配伍，疗效更佳。

【耳针】

1. 取穴

主穴：顶、枕、颞、肺、肾、肝、交感、神门、内分泌。

配穴：①虚证：气血两虚加心、脾；肝肾不足加肾上腺。②实证：血热生风加耳尖、耳背静脉；瘀血阻络加耳中。

2. 操作

（1）毫针法：每次取 3～5 穴，耳郭常规消毒后，用毫针对准所选穴位刺入，每次取一侧耳穴，两耳交替使用。留针 20 分钟。出针时迅速将毫针拔出，除特殊要求外，用消毒干棉球轻压针孔片刻，以防出血。每日 1 次，10 次为 1 个疗程。

（2）刺血法：每次取一侧耳穴，左右耳交替进行，按摩耳郭使其充血后，以 75％乙醇做常规消毒，用注射针头点刺耳尖、耳背静脉及顶、枕、颞，每隔 3 天治疗 1 次，每个穴位出血量为 10～20 滴。

NOTE

第二章

肠痈

一、概述

肠痈是指发生于肠道的痈肿，属内痈范畴。该病可发生于任何年龄，以青壮年为多，男性多于女性，占外科住院病人的 10% ～ 15%，发病率居外科急腹症的首位。本病的临床特点是腹痛起始于胃脘或脐周，数小时后转移至右下腹，伴发热、恶心、呕吐，右下腹持续性疼痛并拒按。本病相当于西医学的急、慢性阑尾炎。

二、病因病机

1. 饮食不节

暴饮暴食，嗜食生冷、油腻，损伤脾胃，导致肠道功能失调，糟粕积滞，湿热内生，积结肠道，而成肠痈。

2. 饱食后急剧奔走或跌仆损伤

饱食后急剧奔走或跌仆损伤，致气血瘀滞，肠道运化失司，败血浊气壅遏而成痈。

3. 寒温不适

外邪侵入肠中，经络受阻，郁久化热成痈。

4. 情志所伤

郁怒伤肝，肝失疏泄，忧思伤脾，气机不畅，肠内痞塞，食积痰凝，瘀结化热，而成肠痈。

上述因素均可损伤肠胃，导致肠道传化失司，糟粕停滞，气滞血瘀，瘀久化热，热胜肉腐而成痈肿。

三、辨证分型

1. 瘀滞证

转移性右下腹痛，呈持续性、进行性加剧，右下腹局限性压痛或拒按，伴恶心纳差，可有轻度发热，苔白腻，脉弦滑或弦紧。

2. 湿热证

腹痛加剧，右下腹或全腹有压痛、反跳痛，腹皮挛急，右下腹可摸及包块，壮热，纳呆，恶心呕吐，便秘或腹泻，舌红，苔黄腻，脉弦数或滑数。

3. 热毒证

腹痛剧烈，全腹有压痛、反跳痛，腹皮挛急，高热不退，或恶寒发热，时时汗出，烦渴，恶心呕吐，腹胀，便秘，或似痢不爽，舌红绛而干，苔黄厚干燥或黄糙，脉洪数或细数。

四、适宜技术

【针刺】

1. 治法

清热导滞，通腑散结。

2. 取穴

主穴：阑尾、上巨虚、天枢、曲池、阿是穴。

配穴：瘀滞者加合谷、中脘、膈俞、血海；湿热者加大肠俞、合谷；热毒者加大肠俞、支沟。

3. 操作

常规针刺，泻法，留针 60 ～ 120 分钟，每日 2 次。

4. 方义

阑尾为奇穴，位居足阳明经，上巨虚为大肠下合穴，天枢为大肠募穴，三穴为治疗本病之要穴，善清热导滞、通腑散结；曲池为手阳明经合穴，以清热见长；病在肠腑，取局部阿是穴以疏通局部经气，散结止痛。

【艾灸】

1. 取穴

阑尾、上巨虚、天枢、曲池、阿是穴。

NOTE

2. 方法

阑尾、上巨虚可以选用非瘢痕灸；天枢可选用雀啄灸；曲池、阿是穴选用温和灸，每穴灸 5 ～ 10 分钟，每日 1 次，7 天为 1 个疗程，疗程间歇 3 天。

［按语］

1. 艾灸对肠痈有一定的效果，如阑尾炎已化脓、穿孔，须转外科手术治疗。

2. 治疗期间应以清淡流质饮食为主。

【耳针】

1. 取穴

阑尾、大肠、交感、神门。

2. 方法

（1）毫针法：每次选 3 ～ 5 个穴位，用 75% 乙醇消毒耳郭相应部位，在所选穴位处捻入或插入进针，每隔 10 ～ 15 分钟行针一次，留针 20 ～ 30 分钟，每日或隔日 1 次，5 ～ 7 天为 1 个疗程。出针时迅速将毫针拔出，用消毒干棉球轻压针孔片刻，以防出血。

（2）压籽法：每次取一侧耳穴，两耳交替使用。耳郭常规消毒后，用中药王不留行籽贴压在所选穴位上，边贴边按压，贴紧固定，并嘱患者每日按压耳穴 3 ～ 5 次，以加强刺激。隔日换贴 1 次，5 次为 1 个疗程。如对胶布过敏，及时取下，以免造成耳部水肿。

（3）埋针法：常规消毒，把揿针或皮内针刺入上述耳穴，胶布固定。每次针刺一侧耳穴，隔 2 ～ 4 天换针另一侧耳穴，10 次为 1 个疗程。埋针期间不可将埋针处弄湿以防感染，若洗头洗澡应先将揿针或皮内针取出后再洗。疗程间休息 7 天。

第三章

痤疮

一、概述

痤疮是一种以颜面、胸、背等处生丘疹如刺，可挤出白色碎米样粉汁为主要临床表现的皮肤病，是毛囊、皮脂腺的慢性炎症。其相当于中医的粉刺。

二、病因病机

素体阳热偏盛，肺经蕴热，复受风邪，熏蒸面部而发；过食辛辣肥甘厚味，助湿化热，湿热互结，上蒸颜面而致；脾气不足，运化失常，湿浊内停，郁久化热，热灼津液，煎炼成痰，湿热瘀痰，凝滞肌肤而成。

三、辨证分型

1. 肺经风热证

丘疹色红，或有痒痛，或有脓疱，伴口渴喜饮，大便秘结，小便短赤，舌质红，苔薄黄，脉弦滑。

2. 肠胃湿热证

颜面、胸背部皮肤油腻，皮疹红肿疼痛，或有脓疱，伴口臭，便秘，溲黄，舌红，苔黄腻，脉滑数。

3. 痰湿瘀滞证

皮疹颜色暗红，以结节、脓肿、囊肿、疤痕为主，或见窦道，经久难愈，伴纳呆腹胀，舌质暗红，苔黄腻，脉弦滑。

四、适宜技术

【针刺】

1. 治法

清热解毒，解郁消痤。

2. 取穴

以督脉及手足阳明经穴为主。

主穴：大椎、合谷、曲池、内庭、阳白、四白。

配穴：肺经风热证加少商、尺泽；肠胃湿热证加足三里、阴陵泉；痰湿瘀滞证加血海、丰隆。

3. 操作

毫针刺，用泻法。大椎点刺出血后加拔罐。

4. 方义

《素问·生气通天论》曰："寒薄为皶，郁乃痤。"督脉为诸阳之会，大椎为督脉与三阳经交会穴，可透达诸阳经之郁热；阳明经脉上循于面，且手阳明与肺经相表里，肺主皮毛，故取合谷、曲池、内庭，以清泄阳明邪热；四白、阳白为局部取穴，可疏通局部气血，使肌肤疏泄功能得以调畅。

［按语］

1. 针刺对痤疮效果较好。

2. 严禁用手挤压，以免引起继发感染，遗留瘢痕。

3. 忌食辛辣、油腻及糖类食品。

【艾灸】

1. 取穴

颧髎、大椎、合谷、曲池、内庭。

NOTE

2. 方法

大椎选用隔姜灸，颧髎可用雀啄灸，合谷、曲池和内庭可以选择非瘢痕灸，每穴灸 5 ～ 10 分钟，每日 1 次，7 天为 1 个疗程，疗程间歇 3 天。

［按语］

1. 治疗期间禁用化妆品及外擦膏剂，以减少油脂附着面部，堵塞毛孔。

2. 艾灸面部时要注意不要烫到脸部皮肤，严禁用手挤压丘疹，以免引起继发感染，遗留瘢痕。

3. 艾灸期间，忌食辛辣、油腻及糖类食品，多食新鲜蔬菜及水果，保持大便通畅。

【拔罐】

本病可采用留罐法或刺络拔罐法。

1. 留罐法

选取大椎、曲池、委中、三阴交、风门、肺俞、脾俞、足三里，留罐 10 ～ 15 分钟，每天 1 次或隔天 1 次。

2. 刺络拔罐法

选取大椎、肺俞、委中与膈俞、风门、尺泽，两组交替刺络拔罐。

【刮痧】

1. 治法

清肺凉血，清热利湿，祛瘀化痰。取督脉、足太阳经、手阳明经为主，以泻刮为主。

2. 处方与操作

泻刮督脉百会穴至前发际的循行线，不必出痧；角揉风池；泻刮督脉后发际经大椎穴至身柱穴的循行线、足太阳膀胱经第 1 侧线大杼穴至胃俞穴的循行线，均要求出痧；泻刮手阳明大肠经曲池穴至合谷穴的循行线，以皮肤微红为度；角揉曲池、合谷。

肺经积热者，加泻刮手太阴肺经尺泽穴至太渊穴的循行线，以皮肤微红为度，角揉尺泽、鱼际穴；肠胃湿热者，加泻刮足阳明胃经足三里穴至下巨虚穴的循行线、足太阴脾经阴陵泉穴至三阴交穴的循行线，均以皮肤微红为度，角揉内庭等穴；痰湿瘀滞者，加泻刮足阳明胃经足三里穴至下巨虚穴的循行线，以皮肤微红为度，角揉膈俞、血海等穴。

[按语]

1. 刮痧治疗痤疮有较好的疗效，尤其在痤疮的初期阶段，能够有效缓解症状，部分患者可达到治愈目的，故应尽量选择痤疮初期进行治疗。

2. 面部刮痧时可使用美容精油作为刮痧介质。

3. 刮痧后饮用 300 ～ 400mL 温开水。

4. 头部可每日刮痧 1 次，其他部位可间隔 3 ～ 6 日刮痧 1 次，连续 6 次为 1 个疗程，休息 2 周后再开始第 2 个疗程，应连续治疗 2 ～ 3 个疗程。

【敷贴】

药物组成：黄芩、黄柏、红花、硫黄各等量。

操作：上药共研为细末，装瓶备用。用药时，取药末适量，以清水调为糊状，涂敷患处即可。可配穴位：大椎、合谷、曲池、内庭等。

【耳针】

1. 取穴

主穴：病变相应的耳穴部位、肺、大肠、内分泌、肾上腺。

配穴：肺经风热证伴痒甚者加神门、风溪、耳中；肠胃湿热证伴皮脂分泌旺盛者加脾、胃；痰湿瘀滞证加脾。

2. 方法

（1）毫针法：耳郭常规消毒后，用毫针对准所选穴位刺入，用平补

NOTE

平泻捻转手法，每次取一侧耳穴，两耳交替使用。留针 30 分钟。出针时迅速将毫针拔出，除特殊要求外，用消毒干棉球轻压针孔片刻，以防出血。隔日 1 次，10 次为 1 个疗程。疗程间休息 7 ～ 10 天。

（2）**压籽法**：耳郭常规消毒后，用中药王不留行籽贴压在所选穴位上，边贴边按压，贴紧固定。并嘱患者每日按压耳穴 3 ～ 5 次，以加强刺激。隔日换贴 1 次，10 次为 1 个疗程，疗程间休息 7 ～ 10 天。如对胶布过敏，及时取下，以免造成耳部水肿。

（3）**刺血法**：每次取一侧耳穴，按摩耳郭使其充血后，以 75% 乙醇做常规消毒，再用注射针头点刺耳尖、耳背静脉、面颊，每隔 3 天治疗 1 次，每个穴位出血量为 10 ～ 20 滴，左右耳交替进行。3 次为 1 个疗程，疗程间休息 7 天。

【熏蒸】

1. 方法一

药物组成：白花蛇舌草 30g，生大黄、黄柏、丹参、苦参各 20g，杏仁、连翘各 15g，薄荷 10g。

操作：将上述中药放入熏蒸仪中，经浸泡、加热，利用蒸气持续熏蒸皮损处 30 分钟，每日 1 次，连续熏 5 天停 2 天为 1 个疗程，治疗 4 个疗程。

2. 方法二

药物组成：鱼腥草、白花蛇舌草、茵陈、虎杖各 15g，连翘、生黄芩各 9g，焦山栀 6g，生大黄 3g，牡丹皮 6g，生甘草 5g。

操作：上药共同煎煮，连续熏蒸 30 分钟，每天 1 次，6 天为 1 个疗程。

第四章

丹毒

一、概述

丹毒是患部皮肤突然发红成片、色如涂丹的急性感染性疾病。本病发无定处，根据其发病部位的不同又有不同的病名。如生于躯干部者，称内发丹毒；发于头面部者，称抱头火丹；发于小腿足部者，称流火；新生儿多生于臀部，称赤游丹毒。本病西医也称丹毒。其特点是病起突然，恶寒发热，局部皮肤忽然变赤，色如丹涂脂染，焮热肿胀，边界清楚，迅速扩大，数日内可逐渐痊愈，但容易复发。

二、病因病机

本病总由血热火毒为患。凡发于头面部者，多夹风热；发于胸腹腰胯部者，多夹肝脾郁火；发于下肢者，多夹湿热；发于新生儿者，多由胎热火毒所致。

三、适宜技术

【针刺】

1. 治法

清热凉血解毒。

2. 取穴

主穴：大椎、曲池、血海、委中、太冲。

配穴：抱头火丹加合谷、头维、翳风；内发丹毒加蠡沟、阴陵泉；流火加悬钟、昆仑；赤游丹毒惊厥者加水沟、十二井。

3. 操作

大椎点刺拔罐出血，曲池、十二井点刺出血，委中三棱针点刺出血，余穴行泻法。

4. 方义

大椎为诸阳之会，合曲池清解全身热毒，合血海清热凉血；血海、委中为泄热凉血要穴，太冲疏肝胆经气，利肝胆湿热；合谷为手阳明经之原穴，阳明经上达面部，"面口合谷收"，刺之泄热止痛；蠡沟为肝经之络，阴陵泉为利湿要穴，合用清利下焦湿热；悬钟、昆仑清热散瘀；水沟、十二井清热醒神。诸穴合用，共奏清热凉血解毒之功。

【艾灸】

1. 取穴

曲池、血海、委中、阿是穴。

2. 方法

曲池、血海、委中可选用隔蒜片灸，阿是穴根据部位选择温和灸，每穴灸 5 ～ 10 分钟，每日 1 次，7 天为 1 个疗程，疗程间歇 3 天。

> ［按语］
> 艾灸疗法治疗丹毒有一定的疗效，但是头面部及新生儿丹毒病情一般比较重者，应采用综合疗法。

【拔罐】

本病可采用刺络拔罐法。在患处周围皮肤或病灶处寻找明显显现的小血管，刺血后拔罐，留罐 3 ～ 5 分钟。隔日 1 次，5 次为 1 个疗程。

【敷贴】

药物组成：黄连粉 30g，黄芩粉、黄柏粉、大黄粉各 90g。

操作：将上药加水、蜜，煎成糊状，候冷，敷于患处。每天 2 ～ 3 次，5 ～ 7 天为 1 个疗程。可配穴位：大椎、曲池、合谷、委中等。

NOTE

【熏蒸】

药物组成：牛膝 10g，黄柏 10g，甘草 10g，紫花地丁 10 ~ 15g，丹皮 10g，车前子 15g，茯苓 10 ~ 15g，金银花 15 ~ 30g。

操作：水煎，每日 1 剂，用中药汽疗仪进行中药熏蒸，每日 2 次，10 天为 1 个疗程。

第 五 章

疔疮

第一节 疖

一、概述

疖是指发生在肌肤浅表部位、范围较小的急性化脓性疾病。根据病因、证候不同，又可分有头疖、无头疖、蝼蛄疖、疖病等。其特点是肿势限局，范围多在 3cm 左右，突起根浅，色红、灼热、疼痛，易脓、易溃、易敛。相当于西医的疖、头皮穿凿性脓肿、疖病等。

二、病因病机

本病常因内郁湿火，外感风邪，两相搏结，蕴阻肌肤所致；或夏秋季节感受暑毒而生；或因天气闷热汗出不畅，暑湿热蕴蒸肌肤，引起痱子，复经搔抓，破伤染毒而成。

患疖后若处理不当，疮口过小引起脓毒潴留，或搔抓染毒，致脓毒旁窜，在头顶皮肉较薄处易蔓延、窜空而成蝼蛄疖。

凡体质虚弱者，由于皮毛不固，外邪容易侵袭肌肤，若伴消渴、习惯性便秘等慢性疾病阴虚内热者，或脾虚便溏者，更易染毒发病，并可反复发作，缠绵难愈。

三、辨证分型

1. 热毒蕴结证

常见于气实火盛患者。好发于项后发际、背部、臀部。轻者疖肿只有一两个，多则可散发全身，或簇集一处，或此愈彼起。伴发热，口渴，溲赤，便秘。苔黄，脉数。

2. 暑热浸淫证

发于夏秋季节，以小儿及产妇多见。局部皮肤红肿结块，灼热疼痛，根脚很浅，范围局限。可伴发热，口干，便秘，溲赤等。舌苔薄腻，脉滑数。

3. 体虚毒恋，阴虚内热证

疖肿常此愈彼起，不断发生，或散发全身各处，或固定一处，疖肿较大，易转变成有头疽。常伴口干唇燥，舌质红，苔薄，脉细数。

4. 体虚毒恋，脾胃虚弱证

疖肿泛发全身各处，成脓、收口时间均较长，脓水稀薄。常伴面色萎黄，神疲乏力，纳少便溏。舌质淡或边有齿痕，苔薄，脉濡。

三、适宜技术

【艾灸】

1. 取穴

身柱、灵台、合谷、委中。

2. 方法

身柱、灵台可选用隔蒜片灸，合谷、委中可以选择温和灸，每穴灸5～10分钟，每日1次，7天为1个疗程，疗程间歇3天。

NOTE

[按语]

1.疔疮初起红肿发硬时，切忌挤压（尤其是面部"危险三角区"）。

2.疔疮走黄证候凶险，须及时救治，如疔疮已成脓，应转外科处理。

3.易患疔疮之人，平时应忌食辛辣、鱼腥发物，戒烟酒。

第二节 痈

一、概述

痈是指发生于体表皮肉之间的急性化脓性疾病。其特点是局部光软无头，红肿疼痛（少数初起皮色不变），结块范围多在 6 ~ 9cm，发病迅速，易肿、易脓、易溃、易敛，或伴有恶寒、发热、口渴等全身症状，一般不会损伤筋骨，也不易造成内陷。本病相当于西医学的皮肤浅表脓肿、急性化脓性淋巴结炎等。

二、病因病机

外感六淫邪毒，或皮肤受外来伤害感染毒邪，或过食膏粱厚味，聚湿生浊，邪毒湿浊留阻肌肤，郁结不散，可使营卫不和，气血凝滞，经络壅遏，化火成毒，而成痈肿。

三、辨证分型

1. 火毒凝结证

局部突然肿胀，光软无头，迅速结块，皮肤焮红，少数病例皮色不变，到酿脓时才转为红色，灼热疼痛。日后逐渐扩大，变成高肿发硬。重者可有恶寒发热，头痛，泛恶，口渴，舌苔黄腻，脉弦滑或洪数等症状。

2. 热盛肉腐证

红热明显，肿势高突，疼痛剧烈，痛如鸡啄，溃后脓出则肿痛消退。舌红，苔黄，脉数。

3. 气血两虚证

脓水稀薄，疮面新肉不生，色淡红而不鲜或暗红，愈合缓慢。伴面色无华，神疲乏力，纳少。舌质淡胖，苔少，脉沉细无力。

四、适宜技术

【针刺】

1. 治法

清热泻火，泄毒祛瘀。

2. 取穴

主穴：曲池、合谷、内庭、三阴交、鱼际、少商、曲泽。

配穴：火毒凝结证加厉兑、大敦；热盛肉腐证加大椎、十宣、足三里；气血两虚加膈俞、足三里。

3. 操作

诸穴均常规针刺，针用凉泻手法，结合刺络放血。

4. 方义

阳明经为多气多血之经，取手阳明经合穴曲池、原穴合谷，泻火解毒；足阳明荥穴内庭，清胃泻火；三阴交行气血而散瘀结；手太阴荥穴鱼际、井穴少商，清肺卫肌表之热；手厥阴合穴曲泽，点刺出血，具清热泻火、泄毒祛瘀之功。

第 六 章

乳癖

一、概述

乳癖是乳腺组织的既非炎症也非肿瘤的良性增生性疾病。相当于西医的乳腺增生病。其特点是单侧或双侧乳房疼痛并出现肿块，乳痛和肿块与月经周期及情志变化密切相关。乳房肿块大小不等，形态不一，边界不清，质地不硬，活动度好。本病好发于 25 ～ 45 岁的中青年妇女，其发病率占乳房疾病的 75%，是临床上最常见的乳房疾病。

二、病因病机

1. 由于情志不遂，忧郁不解，久郁伤肝，或受到精神刺激，急躁恼怒，可导致肝气郁结，气机阻滞，蕴结于乳房胃络，乳络经脉阻塞不通，不通则痛，而引起乳房疼痛；肝气郁久化热，热灼津液为痰，气滞痰凝血瘀即可形成乳房肿块。

2. 因冲任失调，气血瘀滞，或阳虚痰湿内结，经脉阻塞，而致乳房结块、疼痛，月经不调。

三、辨证分型

止痛与消块是治疗本病之要点，根据具体情况进行辨证论治。

1. 肝郁痰凝证

本证多见于青壮年妇女。乳房肿块随喜怒消长，伴有胸闷胁胀，善郁易怒，失眠多梦，心烦口苦。苔薄黄，脉弦滑。

2. 冲任失调证

本证多见于中年妇女。乳房肿块月经前加重，经后缓减。伴有腰酸乏力，神疲倦怠，月经失调，量少色淡，或闭经。舌淡，苔白，脉沉细。

NOTE

四、适宜技术

【针刺】

1. 治法

疏通乳络，散结消肿。

2. 取穴

主穴：膻中、乳根、屋翳、期门、丰隆。

配穴：肝郁痰凝加太冲、肩井、内关、足三里；冲任失调加关元、三阴交、肾俞。

3. 操作

膻中向外或向下平刺 0.5～1 寸；乳根、屋翳、期门均平刺或斜刺；丰隆直刺 2 寸。平补平泻手法。

4. 方义

膻中为任脉经穴。位居两乳之间，又为气会；乳根、屋翳为足阳明胃经穴，可疏通乳部经气、通络止痛、散结消肿；期门为肝之募穴，擅长疏肝理气、宽胸活络；丰隆为足阳明经络穴，其络脉别走足太阴经，为化痰要穴，可消凝于乳络之痰。诸穴相配，共奏疏通乳络、散结消肿之效。

【艾灸】

1. 取穴

膻中、乳根、屋翳、期门、太冲、丰隆。

2. 方法

膻中、乳根、屋翳、期门、太冲、丰隆可以选择温和灸，每穴灸 5～10 分钟，每日 1 次，7 天为 1 个疗程，疗程间歇 3 天。

［按语］

1. 艾灸疗法对本病有较好的疗效，能使乳房的肿块缩小或消失。

NOTE

2. 应及时治疗月经失调及子宫、附件的慢性炎症。

3. 少数患者有癌变的可能，必要时应手术治疗。

4. 保持心情舒畅，控制脂肪类食物的摄入。

【推拿】

本病采用以胸背部为主推拿。

1. 胸腹部操作

（1）患者取仰卧位，术者以揉法作用于患者乳房周围膻中、乳根、胸乡、屋翳、期门穴，每穴操作 1 分钟。

（2）术者用拇指按揉中脘、关元、气海、石门、天枢穴，每穴各 1 分钟。

（3）术者用摩法在胃脘部及腹部顺时针操作 3 ～ 5 分钟。

2. 肩背部操作

（1）患者取俯卧位，术者用一指禅推法或拇指按揉患者的脾俞、肝俞、肾俞、胃俞、命门穴等，以酸胀为度，每穴 1 分钟。

（3）术者用擦法在腰骶部进行横擦，以透热为度。

（4）患者取坐位，术者以拿法在肩井穴、风池穴操作 1 ～ 3 分钟。

（5）术者以点按法在天宗、肩贞、肩髎、肩井穴操作，每穴各 1 分钟。

以上治疗每次 15 ～ 20 分钟，每天治疗 1 次，5 次为 1 个疗程。

［按语］

1. 注意及时治疗月经失调等妇科疾病和其他内分泌疾病。

2. 注意保持心情舒畅，劳逸结合，调整生活节奏，不吸烟，不喝酒。

3. 按时进行常规体检，对于高危人群或者乳腺癌家族史的患者要定期检查。

4. 适当控制脂肪类食物的摄入量。

【拔罐】

本病采用挑刺拔罐法。

在背部脊柱两侧寻找浅红色斑点或深黄褐色点，用三棱针挑刺反应点 1～2mm，随即将针身倾斜挑破皮肤，挤出 3～5 滴血，立即拔罐，留罐 10 分钟左右，每次挑刺 1～2 个反应点。隔 2 天 1 次，3 周为 1 个疗程。

【刮痧】

1. 治法

疏肝解郁，行气消结。取足少阳经、足太阳经、足阳明经、足厥阴经、任脉为主，以泻刮为主。

2. 处方与操作

泻刮足少阳胆经风池穴经肩井穴至肩峰的循行线、足太阳膀胱经第 1 侧线大杼穴至胆俞穴的循行线，均要求出痧；角揉天宗穴；泻刮任脉华盖穴至鸠尾穴的循行线；角揉膻中；平刮胸部两侧，注意避开乳头，手法宜轻，以皮肤微红为度；角揉膺窗、乳根穴；平刮天池穴至腋前线，以皮肤微红为度；平刮从前正中线沿第 6 肋间经期门穴至腋前线，手法宜轻，皮肤微红为度；泻刮足阳明胃经足三里穴至解溪穴的循行线、足厥阴肝经膝关穴至中封穴的循行线，均以皮肤微红为度。

月经不调者，加角揉三阴交、血海、太冲穴；痰多者，加角揉中脘、丰隆穴。

心烦失眠者，加平刮手厥阴心包经曲泽穴至中冲穴的循行线，角揉内关穴；手足心热盗汗者，加角揉三阴交、复溜等穴。

[按语]

1. 刮痧治疗乳癖有较好的疗效，但疗程较长，可配合中药增强疗效。

2. 刮痧后饮用 300～400mL 温开水。

NOTE

3. 胸部、乳房部可隔日刮痧 1 次，其他部位可间隔 3～6 日刮痧 1 次，连续 8 次为 1 个疗程，休息 2 周后再开始第 2 个疗程，应连续治疗 3～5 个疗程。

【敷贴】

药物组成：艾叶、枳实、柴胡、冰片、甘草、芍药各等量。

操作：上药烘干，研末混匀，用时加入适量凡士林调匀。主穴选取膻中、乳根、太冲、期门、肝俞、章门，配穴选取脾俞、三阴交、肾俞、足三里、天宗、阿是穴。每次选取 3 个主穴加 2 个配穴进行敷贴，间隔 1 天，更换 1 次药物。

【耳针】

1. 取穴

主穴：胸椎、内分泌、交感、皮质下、神门。

配穴：肝郁痰凝加肝；冲任失调加脾、胃。

2. 操作

（1）毫针法：耳郭常规消毒后，用毫针对准所选穴位刺入，每次取一侧耳穴，两耳交替使用。每日 1 次，每次留针 30 分钟。出针时迅速将毫针拔出，除特殊要求外，用消毒干棉球轻压针孔片刻，以防出血。

（2）压籽法：选单侧耳穴，耳郭常规消毒后，用中药王不留行籽贴压在所选穴位上，边贴边按压，贴紧固定。并嘱患者每日按压耳穴 3～5 次，以加强刺激。3～5 日换贴 1 次，如对胶布过敏，及时取下，以免造成耳部水肿。

（3）埋针法：常规消毒，把揿针刺入上述耳穴，胶布固定。每次针刺一侧耳穴，隔 2～4 天换针另一侧耳穴，7 次为 1 个疗程。埋针期间不可将埋针处弄湿以防感染，洗头或洗澡时应先将揿针取出。疗程间休息 10 天。

第七章

乳痈

一、概述

乳痈是由热毒入侵乳房而引起的急性化脓性疾病。相当于西医的急性化脓性乳腺炎。常发生于产后哺乳妇女，尤以初产妇多见。在哺乳期发生的，名外吹乳痈；在妊娠期发生的，名内吹乳痈；在非哺乳期和非妊娠期发生的，名不乳儿乳痈。临床上以外吹乳痈最为常见。其特点是乳房局部结块，红肿热痛，伴有恶寒发热等全身症状。

二、病因病机

1. 乳汁淤积

乳汁淤积是最常见的原因。初产妇乳头破碎，或乳头畸形、凹陷，影响充分哺乳，或哺乳方法不当，或乳汁多而少饮，或断乳不当，均可导致乳汁淤积，乳络阻塞结块，郁久化热酿脓而成痈肿。

2. 肝郁胃热

情志不畅，肝气郁结，厥阴之气失于疏泄，或产后饮食不节，脾胃运化失司，阳明胃热壅滞，均可使乳络闭阻不畅，郁而化热，形成乳痈。

3. 感受外邪

产妇体虚汗出受风，或露胸哺乳外感风邪，或乳儿含乳而睡，口中热毒之气侵入乳孔，均可使乳络郁滞不通，化热成痈。

三、辨证论治

1. 气滞热壅证

乳汁淤积结块，皮色不变或微红，肿胀疼痛。伴有恶寒发热，周身酸楚，口渴，便秘，苔薄，脉数。

2. 热毒炽盛证

乳房肿痛，皮肤焮红灼热，肿块变软，有应指感，或切开排脓后引流不畅，红肿热痛不消，有传囊现象，壮热，舌红，苔黄腻，脉洪数。

3. 正虚毒恋证

溃脓后乳房肿痛虽轻，但疮口脓水不断，脓汁清稀，愈合缓慢或形成乳漏。全身乏力，面色少华，或低热不退，饮食减少。舌淡，苔薄，脉弱无力。

四、适宜技术

【针刺】

1. 治法

散结消肿，通乳解毒。

2. 取穴

主穴：膻中、乳根、膺窗、期门、肩井。

配穴：气滞热壅加合谷、太冲、曲池；热毒炽盛加内庭、曲池、大椎；正虚毒恋加胃俞、足三里。

3. 操作

膻中向患侧平刺；乳根向内或外平刺；膺窗向外平刺；期门向外或向乳房平刺；肩井向前或后下方斜刺，不宜过深，以防刺伤肺脏造成气胸。余穴均用泻法。每日1次，病情较重者每日2次。

4. 方义

乳痈多因肝郁化火、湿热蕴结胃络、乳房不洁、邪毒内侵而引起，治疗选穴上应围绕足阳明胃经、任脉、足厥阴肝经和足少阳胆经取穴。乳根、膺窗均隶属胃经，穴居乳部，配以两乳之间的任脉穴膻中，可疏通乳部经气、散结消肿；期门为肝之募穴，疏肝理气、散结止痛；肩井为足阳明经与足少阳经的交会穴，是治疗乳痈的经验穴，具有消肿散结之功。诸穴相配，共奏散结消肿、通乳解毒之功。

NOTE

[按语]

1. 针刺治疗本病初期未化脓者有一定疗效。郁乳期治疗关键是排出乳汁，促进肿块消散。乳痈初期，可配合局部按摩、热敷以提高疗效。若已化脓应考虑转外科切开引流排脓治疗。

2. 哺乳期妇女应保持乳头清洁。断乳时应先逐渐减少哺乳时间，再行断乳，以防乳汁淤积。

3. 饮食宜清淡，忌辛辣油腻之品。此外，应避免忧思恼怒、情绪激动。

【艾灸】

1. 取穴

乳根、梁丘、足三里、下巨虚、少泽、肩井、膻中、列缺。

2. 方法

乳根、梁丘、列缺、少泽选用温和灸；肩井选择用回旋灸；膻中选用隔蒜片灸；足三里、下巨虚选用温灸盒灸；轻者每天1次，每穴5～10分钟；重者每日2～3次，每穴5～10分钟。

[按语]

1. 艾灸具有消散瘀结、拔毒泄热的作用，适用于痈疽初起，未化脓者或溃后久不愈合者，因此不适用于乳痈成脓期和溃脓期。

2. 当患者有发热、汗出、舌红、苔黄等热象时，不适宜用灸法。

3. 郁乳期可用金黄散或玉露散以冷开水或醋调敷；或用20%芒硝溶液湿敷；或用大黄、芒硝各等份研末，适量凡士林调敷。成脓期应及时去医院进行综合治疗。

【拔罐】

1. 留罐法

选取大椎、肩井、天宗、肝俞、脾俞、胃俞穴，用闪火法拔罐，重点为肩井和天宗穴，留置 15 ～ 20 分钟。

2. 走罐法

在背部肝俞、脾俞、胃俞两侧行走罐治疗。

【敷贴】

敷贴疗法对于乳痈初起 3 天内尚未化脓者效果较好。将发酵的面饼覆盖在乳房肿块处，厚约 0.5cm，外用纱布固定，24 小时后更换敷贴，连敷 3 ～ 4 天即可。

【耳针】

1. 取穴

主穴：胸、内分泌、肾上腺、胃。

配穴：气滞热壅证加肝，伴疼痛重者加神门；热毒炽盛证加耳尖、耳背静脉放血；正虚毒恋证加脾。

2. 操作

（1）毫针法：耳郭常规消毒后，用毫针对准所选穴位刺入，每次取一侧耳穴，两耳交替使用。每次留针 30 分钟。出针时迅速将毫针拔出，除特殊要求外，用消毒干棉球轻压针孔片刻，以防出血。

（2）刺血法：每次取一侧耳穴，按摩耳郭使其充血后，以 75% 乙醇做常规消毒，用注射针头点刺耳尖、耳背静脉、胸，每隔 3 天治疗 1次，每个穴位出血量为 10 ～ 20 滴，左右耳交替进行。3 次为 1 个疗程，疗程间休息 7 天。

【熏蒸】

取蒲公英适量，煎汤，趁热先以药液蒸气熏蒸患处，待温度稍低时再用药液淋洗；或用蒲公英煎汤，将毛巾在药液中浸湿，趁热外敷于患处。

NOTE

第八章

疝气

一、概述

疝气是指人体内某个脏器或组织离开其正常解剖位置，通过先天或后天形成的薄弱点、缺损或孔隙进入另一部位。临床常见脐疝，腹股沟直疝、斜疝，切口疝、手术复发疝、白线疝、股疝等。

二、适宜技术

【针刺】

1. 治法

散结通络止痛。

2. 取穴

以任脉、足厥阴经穴为主。

主穴：关元、大敦、太冲、三阴交。

配穴：寒疝配神阙、气海；湿热疝配中极、阴陵泉；狐疝配下巨虚、三角灸。

3. 操作

毫针常规刺。寒疝、狐疝可加灸法。

4. 方义

任脉为病，内结七疝，足厥阴肝经绕阴器、抵少腹，故取任脉关元、足厥阴肝经大敦、大冲，配足三阴经的交会穴三阴交，可疏调任脉、疏肝理气、消肿散结、行气止痛，不论何种疝气皆可用之。

[按语]

1. 针刺治疗本病有一定的疗效，但对发作频繁、回纳困难者，可考虑手术根治。

2. 治疗期间应避免劳累，调摄营养。

【艾灸】

1. 取穴

大敦、关元、三阴交、阴谷、行间、中封、蠡沟、中都、曲泉。

2. 方法

大敦、中都、中封、阴谷选用温和灸；行间、曲泉选择用回旋灸；三阴交、关元、蠡沟选用雀啄灸；关元还可选用隔蒜片灸；轻者每天1次，每穴5～10分钟；重者每日2～3次，每穴5～10分钟。

[按语]

1. 灸治过程中保持心情舒畅，室内环境温暖。

2. 若艾灸治疗后疝气局部仍然较大且疼痛，建议去医院采取手术治疗或其他治疗。

3. 施行雀啄灸时，注意及时抖落艾灰，切勿烫伤皮肤。

【敷贴】

药物组成：香附、蜀椒各等量，新麸皮500g，大青盐粒6g，陈醋适量，拌湿炒黄。

操作：用消毒纱布将上药包裹，选择命门、天枢、关元、气海、腹股沟等穴或阿是穴处，温热外敷。每天早、中、晚各1次，1周为1个疗程。如痛甚加大茴香、肉桂；少腹痛加橘核、延胡索；脐突加升麻、荔枝核。

NOTE

第 九 章

蛇串疮

一、概述

蛇串疮是一种皮肤上出现成簇水疱，呈身体单侧带状分布，痛如火燎的急性疱疹性皮肤病。相当于西医的带状疱疹。其特点是：皮肤上出现红斑、水疱或丘疱疹，累累如串珠，排列成带状，沿一侧周围神经分布区出现，局部刺痛或伴臖核肿大。好发春秋季节，四季皆有。好发于成人，老年人病情尤重。本病好发胸胁部，故又名缠腰火丹，亦称为火带疮、蛇丹、蜘蛛疮等。

二、病因病机

由于情志内伤，肝气郁结，久而化火，肝经火毒蕴积，夹风邪上窜头面而发；或夹湿邪下注，发于阴部及下肢；火毒炽盛者多发于躯干。

年老体弱者，常因血虚肝旺，湿热毒蕴，导致气血凝滞，经络阻塞不通，以致疼痛剧烈，病程迁延。

总之，本病初期以湿热火毒为主，后期是正虚血瘀兼夹湿邪为患。

三、辨证分型

1. 肝郁化火证

皮损鲜红，灼热刺痛，疱壁紧张，口苦咽干，心烦易怒，大便干燥或小便黄，舌质红，苔薄黄或黄厚，脉弦滑数。

2. 脾虚湿蕴证

皮损色淡，疼痛不显，疱壁松弛，口不渴，食少腹胀，大便时溏，舌淡或正常，苔白或白腻，脉沉缓或滑。

3. 气滞血瘀证

皮疹减轻或消退后局部疼痛不止，放射到附近部位，痛不可忍，坐卧不安，重者可持续数月或更长时间，舌暗，苔白，脉弦细。

四、适宜技术

【针刺】

1. 治法

清肝泄热，理脾化湿，祛瘀止痛。

2. 取穴

主穴：阿是穴、夹脊、曲池、外关、太冲、血海、支沟。

配穴：肝郁化火加行间、侠溪；脾虚湿蕴加内庭、阴陵泉；气滞血瘀加委中、三阴交。

3. 操作

阿是穴选取皮损周围正常皮肤，从不同方向向皮损中心沿皮围刺；夹脊穴选皮损相应神经节段；委中可用三棱针点刺出血；余穴用泻法。本病针灸治疗效果良好，尤其止痛效果明显。

4. 方义

曲池为手阳明大肠经合穴，可清泄阳明热邪、疏风解表；外关属手少阳经络穴，具有疏利少阳经气、清泻在表火毒之功，配支沟以泻肌表之火毒；太冲为肝经原穴，可疏肝行气，配血海以达理气、调血之效；阿是穴乃邪毒壅聚之所，与相应的夹脊穴共用可疏通局部气机，调畅患处气血使邪透热散；行间、侠溪为肝胆二经荥穴，"荥主身热"，故可清泻肝胆之火；内庭、阴陵泉清利脾胃湿热；委中、三阴交活血行滞。诸穴合用，共奏清肝泄热、理脾化湿、祛瘀止痛之功，为局部、邻近与循经远端配穴方法。

[按语]

1. 针刺治疗蛇串疮有较好疗效，对后遗神经痛也有较好的止痛效果，若发生化脓感染须尽快转外科治疗。

2. 饮食宜清淡，忌辛辣、油腻、鱼虾、牛羊肉等。

NOTE

【艾灸】

1.取穴

委中、大椎、扶突。

2.方法

委中、扶突选用温和灸；大椎选择用回旋灸。轻者每天 1 次，每穴 5～10 分钟；重者每日 2～3 次，每穴 5～10 分钟。

> ［按语］
> 1.保持局部干燥、清洁，注意休息。
> 2.灸治过程中忌食辛辣肥甘厚味，注意多喝水。

【拔罐】

拔罐疗法治疗本病有明显的止痛效果，并且能减少神经痛的后遗症状。一般采用留罐法，取大椎、至阳、膈俞、肝俞、胆俞、脾俞、胃俞、中脘、阳陵泉、足三里、丰隆、阴陵泉，取上述 4～6 个穴位，用闪火法拔罐，留置 10～15 分钟。

对于后遗神经痛，多采用局部刺络放血再加拔罐。

【耳针】

1.取穴

主穴：肺、肝、胰胆、过敏区、内分泌、肾上腺、枕、病变相应的耳穴部位。

配穴：肝郁化火证加耳尖、耳背静脉、神门；脾虚湿蕴证加脾；气滞血瘀证加耳中。

2.操作

（1）毫针法：耳郭常规消毒后，用毫针对准所选穴位刺入，每次取一侧耳穴，两耳交替使用。留针 30 分钟，每日 1 次。出针时迅速将毫针拔出，除特殊要求外，用消毒干棉球轻压针孔片刻，以防出血。

NOTE

（2）刺血法：每次取一侧耳穴，按摩耳郭使其充血后，以75%乙醇做常规消毒，用注射针头点刺耳尖、耳背静脉、病变部位的相应耳穴，2～4天1次，每个穴位出血量为10～20滴，左右耳交替进行。

NOTE

第十章

湿疮

一、概述

湿疮是一种过敏性炎症性皮肤病。相当于西医的湿疹。其特点是具有对称分布，多形损害，剧烈瘙痒，倾向湿润，反复发作，易成慢性等。根据病程，可分为急性、亚急性、慢性三类。急性以丘疱疹为主，有渗出倾向；慢性以苔藓样变为主，易反复发作。

本病男女老幼皆可发病，但以先天禀赋不耐者为多，无明显季节性，但冬季常复发。

本病根据皮损形态不同，名称各异。如浸淫全身，滋水较多者，称为浸淫疮；以丘疹为主者，称为血风疮或粟疮。根据发病部位的不同，其名称也不同。如发于耳部者，称为旋耳疮；发于手部者，称为疮；发于阴囊部者，称为肾囊风；发于脐部者，称为脐疮；发于肘、膝弯曲部者，称为四弯风；发于乳头者，称为乳头风。

二、病因病机

本病由于禀赋不耐，饮食失节，或过食辛辣刺激荤腥动风之物，脾胃受损，失其健运，湿热内生，又兼外受风邪，内外两邪相搏，风湿热邪浸淫肌肤所致。急性者以湿热为主；亚急性者多与脾虚湿恋有关；慢性者则多病久耗伤阴血，血虚风燥，乃致肌肤甲错。

三、辨证分型

1. 湿热蕴肤证

发病快，病程短，皮损有潮红、丘疱疹，灼热瘙痒无休，抓破渗液流脂水，伴心烦口渴，身热不扬，大便干，小便短赤，舌红，苔薄白或黄，脉滑或数。

2. 湿热浸淫证

发病时间短，皮损面积大，色红灼热，丘疱疹密集，瘙痒剧烈，抓破脂水淋漓，浸淫成片，伴胸闷纳呆，身热不扬，腹胀便溏，小便黄，舌红，苔黄腻，脉滑数。

3. 脾虚湿蕴证

发病较缓，皮损潮红，丘疹，或丘疱疹少，瘙痒，抓后糜烂渗出，可见鳞屑，伴纳少，腹胀便溏，易疲乏，舌淡胖，苔白腻，脉弦缓。

4. 血虚风燥证

病程久，反复发作，皮损色暗或色素沉着，或皮损粗糙肥厚，剧痒难忍，遇热或肥皂水后瘙痒加重，伴有口干不欲饮，纳差，腹胀，舌淡，苔白，脉弦细。

四、适宜技术

【针刺】

1. 治法

清热凉血，祛湿止痒。

2. 取穴

主穴：大椎、曲池、三阴交、血海。

配穴：湿热浸淫证加内庭、阴陵泉；脾虚湿蕴证加脾俞、胃俞；血虚风燥证加膈俞、肝俞。

3. 操作

毫针常规刺。皮肤局部先用毫针围刺，再用皮肤针重叩出血后加拔火罐。急性期每日1次，慢性期隔日1次。

4. 方义

大椎为诸阳之会，曲池为手阳明大肠经的合穴，合用既能清利在肌肤的湿热，搜风止痒，又可清利胃肠湿热清热凉血；三阴交、血海滋阴凉血活血；阴陵泉健脾利湿；神门宁心安神，合膈俞养血润燥，是"治

NOTE

风先治血，血行风自灭"之意；内关为心包之络穴，通阴维，阴维主里，安眠为治疗失眠经验穴，合用安心神，宁睡眠。

> [按语]
>
>   1. 针刺治疗湿疹效果明显，特别是缓解症状较快，但根治有相当难度。
>
>   2. 患处应避免搔抓，忌用热水烫洗或用肥皂等刺激物洗涤，忌用不适当的外用药。
>
>   3. 避免外界刺激，回避致敏因素。畅达情志，避免精神紧张，防止过度劳累。

【艾灸】

1. 取穴

三阴交、血海、风门、承山、阴陵泉、地机、关元、丰隆、足三里。

2. 方法

三阴交、血海、承山、风门选用温和灸；阴陵泉、足三里、地机选用回旋灸；关元选用隔姜灸；丰隆选用温针灸；每穴灸 5～10 分钟，每日 1 次，7 天为 1 个疗程，疗程间歇 3 天。

> [按语]
>
>   1. 急性湿疮者忌用热水烫洗和肥皂等刺激物洗涤。
>
>   2. 艾灸过程中，不论是急性、慢性湿疮，均应避免搔抓，并忌食辛辣、鸡鸭、牛羊肉、鱼腥海鲜等发物。

【拔罐】

本病采用刺络拔罐法。选取曲池、委中。局部常规消毒，于两穴局部寻找颜色紫深的血络 2～3 条。用三棱针对准血络迅速刺入，每条血络刺 1 ~ 2 针，待血络瘀血流出，运用闪火法在针孔处拔罐，留置 15 分钟，待罐中血液凝固取下，最后穴位局部再次消毒。

【耳针】

1. 取穴

主穴：病变相应的耳穴部位、肺、脾、内分泌、肾上腺、枕、风溪。

配穴：湿热蕴肤证加耳尖、耳背静脉、心、大肠；湿热浸淫证加耳尖、耳背静脉；脾虚湿蕴证加胃；血虚风燥证加耳尖、耳背静脉、膈。

2. 操作

（1）毫针法：主穴必取，选取 2 ~ 3 个配穴。耳郭常规消毒后，用毫针对准所选穴位刺入，每次取一侧耳穴，两耳交替使用。湿疮面积大则相应部位可多针刺或点刺。留针 30 分钟，每隔 10 分钟行针 1 次，用强刺激泻法。出针时迅速将毫针拔出，除特殊要求外，用消毒干棉球轻压针孔片刻，以防出血。每日 1 次，10 次为 1 个疗程，疗程间休息 5 ~ 7 天。

（2）压籽法：耳郭常规消毒后，用中药王不留行籽贴压在所选穴位上，边贴边按压，贴紧固定。并嘱患者每日按压耳穴 3 ~ 5 次，以加强刺激。隔日换贴 1 次，10 次为 1 个疗程，疗程间休息 7 ~ 10 天。如对胶布过敏，及时取下，以免造成耳部水肿。

（3）刺血法：每次取一侧耳穴，按摩耳郭使其充血后，以 75% 乙醇做常规消毒，用注射针头点刺耳尖、耳背静脉、病变部位的相应耳穴，2 ~ 4 天 1 次，每个穴位出血量为 10 ~ 20 滴，左右耳交替进行。

【熏蒸】

1. 方法一

药物组成：苦参、黄柏、地肤子、白鲜皮、虎杖、蛇床子、马齿苋、金银花、蒲公英、野菊花各 20g，土茯苓 30g，硫黄、冰片各 6g。

操作：将药物放入熏蒸仪后加适量，设定温度，每位患者首次设定

NOTE

熏蒸温度为 45℃。待熏蒸仪温度到达设定值后，让患者进入舱内坐正，即可进行治疗，然后根据患者耐受度随时调整温度。每次 30 分钟，每天 1 次，连续治疗 14 天。

2. 方法二

药物组成：苍耳子、苦参、地肤子、黄柏、白鲜皮、荆芥、防风各适量。

操作：上药煎汤熏蒸患处。每日 1 次，每次 20 分钟，30 天为 1 个疗程。

第 十 一 章

痔疮

一、概述

痔是直肠末端黏膜下和肛管皮下的静脉丛发生扩大曲张所形成的柔软静脉团。根据发病部位的不同,分为内痔、外痔和混合痔。

二、病因病机

内痔的发生,主要是由于先天性静脉壁薄弱,兼因饮食不节,过食辛辣醇酒厚味,燥热内生,下迫大肠,以及久坐久蹲,负重远行,便秘努责,妇女生育过多,腹腔瘕积,致血行不畅,血液瘀积,热与血相搏,则气血纵横,筋脉交错,结滞不散而成。

三、分型及分期

1. 内痔

(1)症状:初期常以无痛性便血为主要症状,血液与大便不相混合,多在排便时出现手纸带血、滴血或射血。出血严重者可继发贫血。随着痔核增大,可出现脱出症状,脱出后不及时回纳可形成内痔嵌顿。

(2)检查:指诊可触及柔软、表面光滑、无压痛的黏膜隆起。肛门镜下见齿线上黏膜呈半球状隆起,色暗紫或深红,表面可有糜烂或出血点。

(3)分期:由于病程长短及病情轻重不同,可分为四期。

Ⅰ期:痔核较小,不脱出,以便血为主。

Ⅱ期:痔核较大,大便时可脱出肛外,便后自行回纳,便血或多或少。

Ⅲ期:痔核更大,大便时痔核脱出肛外,甚者行走、咳嗽、喷嚏、站立时痔核脱出,不能自行回纳,须用手推或平卧、热敷后才能回纳,便血不多或不出血。

Ⅳ期：痔核脱出，不能及时回纳，嵌顿于外，因充血、水肿和血栓形成，以致肿痛、糜烂和坏死，即嵌顿性内痔。

2. 外痔 发生于齿状线以下，是由痔外静脉丛扩大曲张或痔外静脉丛破裂或反复发炎纤维增生而成的疾病。其表面被皮肤覆盖，不易出血。其特点是自觉肛门坠胀、疼痛，有异物感。由于临床症状和病理特点及其过程的不同，可分为静脉曲张性外痔、血栓性外痔、结缔组织外痔和炎性外痔四种。

3. 混合痔 混合痔是指同一方位的内外痔静脉丛曲张，相互沟通吻合，使内痔部分和外痔部分形成一整体者。多发于截石位 3、7、11 点处，以 11 点处最为多见。兼有内痔、外痔的双重症状。

四、辨证分型

1. 风热肠燥证

大便带血，滴血或喷射状出血，血色鲜红，大便秘结或有肛门瘙痒，舌质红，苔薄黄，脉数。

2. 湿热下注证

便血色鲜，量较多，肛内肿物外脱，可自行回纳，肛门灼热，重坠不适，苔黄腻，脉弦数。

3. 气滞血瘀证

肛内肿物脱出，甚或嵌顿，肛管紧缩，坠胀疼痛，甚则内有血栓形成，肛缘水肿，触痛明显，舌质红，苔白，脉弦细涩。

4. 脾虚气陷证

肛门松弛，内痔脱出不能自行回纳，需用手法还纳，便血色鲜或淡，伴头晕气短，面色少华，神疲自汗，纳少，便溏，舌淡，苔薄白，脉细弱。

NOTE

五、适宜技术

【针刺】

（一）内痔

1. 治法

益气升阳，清热利湿，活血化瘀，标本同治。

2. 取穴

主穴：长强、天枢、大肠俞、承山、阿是穴。

配穴：风热肠燥加曲池、照海；湿热下注加曲池、阴陵泉；气滞血瘀加膈俞、血海；脾虚气陷加百会、气海。

3. 操作

患者取侧卧位。长强沿尾骨前缘向上斜刺 0.5 寸；天枢直刺 1.5～2寸，施捻转泻法；大肠俞直刺 1 寸，施捻转补法；承山直刺 1.5 寸；距肛门 1～1.5 寸取阿是穴围刺，每隔 0.5 寸刺 1 针，直刺 1 寸。每日针刺 1 次，10 天为 1 个疗程。

4. 方义

长强、肛周阿是穴围刺可行气活血；天枢、大肠俞俞募配合，促进大肠的传导功能，承山为治痔之经验穴。诸穴相配，共奏益气升阳、清热利湿、活血化瘀、标本同治之效。

（二）外痔

1. 治法

活血化瘀止痛。

2. 取穴

主穴：长强、会阳、阿是穴。

配穴：湿热下注加曲池、阴陵泉、承山；气滞血瘀加血海、次髎。

3. 操作

令患者侧卧位，长强沿尾骨前缘向上斜刺 0.5 寸；会阳向尾骨端方向刺 1 寸；肛周阿是穴直刺 1 寸。每日针刺 1 次，10 天为 1 个疗程。

4. 方义

督脉为阳脉之海，主调节全身阳经之气，故选取督脉络穴长强清热凉血；会阳属足太阳膀胱经，亦为督脉之气所发，可疏导肛门瘀滞之气血。诸穴与局部阿是穴合用，共奏活血、化瘀、止痛之效。

[按语]

1. 针刺可缓解痔疮症状，病情较重者可转专科手术治疗。

2. 平素少食辛辣刺激性食物，保持大便通畅。

3. 坚持做肛提肌锻炼，有助于减轻症状或避免愈后复发。

【艾灸】

1. 取穴

大肠俞、秩边、承山、承筋、飞扬、悬钟。

2. 方法

承山、承筋、飞扬、秩边选用温和灸；悬钟选择用回旋灸；大肠俞选用温灸盒灸。轻者每天 1 次，每穴 5～10 分钟；重者每日 2～3 次，每穴 5～10 分钟。

[按语]

1. 保持大便通畅。养成每天定时排便的习惯，临厕不宜久蹲努责。

2. 艾灸过程中，注意饮食调理，多喝开水，多吃蔬菜水果，少食辛辣、醇酒、炙煿之品。

【拔罐】

本病可采用留罐法、走罐法或刺络拔罐法。

1. 留罐法

取大肠俞、次髎、承山、血海、三阴交、足三里，每次选取 4～6 个穴位，用闪火法拔罐，留置 15～20 分钟。

NOTE

2. 走罐法

从脾俞向大肠俞穴、从次髎穴向下走罐 15 分钟。

3. 刺络拔罐法

在第 7 胸椎两侧至腰骶部范围内寻找痔疮点，其状为红色丘疹，1 个或数个不等，每次选 1 ～ 2 个痔疮点，刺络出血后采用闪火法拔罐，等出血停止后起罐，每周 1 次。

【耳针】

1. 取穴

主穴：肛门、神门、直肠下段、交感。

配穴：风热肠燥证加肺、大肠；湿热下注证加脾；气滞血瘀证加肝、皮质下；脾虚气陷证加脾、胃。

2. 操作

（1）毫针法：主穴必取，选取 2 ～ 3 个配穴。耳郭常规消毒后，用毫针对准所选穴位刺入，每次取一侧耳穴，两耳交替使用。留针 30 分钟，每隔 10 分钟行针 1 次，用强刺激泻法。出针时迅速将毫针拔出，除特殊要求外，用消毒干棉球轻压针孔片刻，以防出血。每日 1 次，10 次为 1 个疗程，疗程间休息 5 ～ 7 天。

（2）压籽法：耳郭常规消毒后，用中药王不留行籽贴压在所选穴位上，边贴边按压，贴紧固定。并嘱患者每日按压耳穴 3 ～ 5 次，以加强刺激。隔日换贴 1 次，10 次为 1 个疗程，疗程间休息 7 ～ 10 天。如对胶布过敏，及时取下，以免造成耳部水肿。

（3）刺血法：风热肠燥证、湿热下注证、气滞血瘀证患者，每次取一侧耳穴，按摩耳郭使其充血后，以 75% 乙醇做常规消毒，用注射针头点刺耳尖、耳背静脉、肛门，2 ～ 4 天 1 次，每个穴位出血量为 10 ～ 20 滴，左右耳交替进行。

【熏蒸】

以五倍子汤、苦参汤等，加水煮沸，先熏后洗，或用毛巾蘸药液进行湿热敷，具有活血止痛、收敛消肿之效。

附：脱　肛

一、概述

脱肛是直肠黏膜、肛管、直肠全层和部分乙状结肠向下移位，脱出肛门外的一种疾病。相当于西医的直肠脱垂。

二、病因病机

小儿气血未旺，老年人气血衰退，中气不足，或妇女分娩用力耗气，气血亏损，以及慢性泻痢、习惯性便秘、长期咳嗽等，均易导致气虚下陷，固摄失司，以致肛管直肠向外脱出。

三、分度

直肠脱垂可分为三度。

一度脱垂：为直肠黏膜脱出，脱出物淡红色，长 3 ～ 5cm，触之柔软，无弹性，不易出血，便后可自行回纳。

二度脱垂：为直肠全层脱出，脱出物长 5 ～ 10cm，呈圆锥状，淡红色，表面为环状而有层次的黏膜皱襞，触之较厚，有弹性，肛门松弛，便后有时需用手回复。

三度脱垂：直肠及部分乙状结肠脱出，长达 10cm 以上，呈圆柱

NOTE

形，触之很厚，肛门松弛无力。

四、鉴别

一度直肠黏膜脱垂与内痔脱出的鉴别：内痔脱出时痔核分颗脱出，无环状黏膜皱襞，暗红色或青紫色，容易出血。

五、辨证分型

1. 脾虚气陷证

便时肛内肿物脱出，轻重不一，色淡红，伴有肛门坠胀，大便带血，神疲乏力，食欲不振，甚则头昏耳鸣，腰膝酸软，舌淡，苔薄白，脉细弱。

2. 湿热下注证

肛内肿物脱出，色紫黯或深红，甚则表面溃破、糜烂，肛门坠痛，肛内指检有灼热感，舌红，苔黄腻，脉弦数。

六、适宜技术

【针刺】

1. 治法
升提固脱。

2. 取穴
以督脉穴及足太阳经穴为主。

主穴：百会、长强、大肠俞、承山。

配穴：脾虚气陷加脾俞、气海、足三里；湿热下注加阴陵泉、飞扬。

3. 操作

长强沿尾骶骨内壁进针 1 ～ 1.5 寸，百会用补法或灸法，其余主穴用平补平泻法。

4. 方义

百会是督脉与三阳经的交会穴，故灸百会可使阳气旺盛，有升提收摄之功。长强为督脉之别络，位近肛门，可增强肛门的约束功能。大肠俞为大肠经气转输之处，可充实大肠腑气。承山为膀胱经穴，足太阳经别入肛中，故可疏调肛部气血。

［按语］

1. 针刺治疗脱肛疗效较好，重度脱肛或局部感染者应综合治疗。

2. 诱发原因明确者，如慢性咳嗽、慢性泄泻、便秘者，应配合治疗原发病。

第十二章

神经性皮炎

一、概述

神经性皮炎以皮肤肥厚变硬、皮沟加深、苔藓样改变和阵发性剧烈瘙痒为特征的皮肤病。其病变范围多局限，少有全身发病，多见于成年人。本病属于中医学"牛皮癣""顽癣"范畴。

西医学认为，本病与大脑皮层兴奋与抑制过程平衡失调有关。精神因素被认为是主要的诱因，情绪紧张、神经衰弱、焦虑都可促使皮损发生或复发。根据皮损范围大小，临床分为局限性神经性皮炎和播散性神经性皮炎。

二、病因病机

中医学认为，本病因风邪外袭体表，郁于肌腠而化热，致营血热盛，经脉充斥，体发斑疹。若风邪久羁，伏于肌肤腠理，经脉失和，导致伤营耗血，则久病不愈。基本病机是风热外袭或郁火外窜肌肤，化燥生风，肌肤失养。

三、辨证分型

1. 风热侵袭证

本病发病初期，皮肤瘙痒，丘疹呈正常皮色或红色，食辛辣食物后加重，舌淡红，苔薄黄，脉濡或浮数。

2. 肝郁化火证

皮损色红，因情志不畅而诱发或加重，伴心烦易怒，口苦咽干，舌红，脉弦。

3. 血虚风燥证

病久丘疹融合，成片成块，表面粗糙，色素沉着，剧烈瘙痒，夜间尤甚，舌淡，苔薄，脉濡细。

NOTE

四、适宜技术

【针刺】

1. 治法

疏风止痒，清热润燥。

2. 取穴

以局部穴位为主。

主穴：皮损局部阿是穴、风池、曲池、血海、膈俞、委中。

配穴：风热侵袭者加外关、合谷；肝郁化火者加行间、侠溪；血虚风燥者加足三里、三阴交。

3. 操作

毫针常规刺，也可用皮肤针叩刺或三棱针点刺。皮肤局部阿是穴可用围刺法，也可用刺络拔罐法。

4. 方义

在皮损局部阿是穴围刺，可疏通局部经络，祛风泻火，化瘀止痒；项后是神经性皮炎的好发部位，风池位于项后，是足少阳胆经和阳维脉的交会穴，既可宣通局部气血，又可祛风止痒，清泻肝胆郁火；神经性皮炎多属血虚血热之证，曲池、血海、膈俞、委中皆为调理血分之要穴，且膈俞为血会，委中为血郄，四穴合用既可祛风止痒，又可凉血解毒，取"治风先治血，血行风自灭"之意。

> ［按语］
>
> 1. 针刺治疗神经性皮炎有一定的疗效，但本病较难痊愈，需坚持治疗。
>
> 2. 宜保持心情舒畅，忌恼怒，忌食辛辣、饮酒，忌用热水洗烫和用刺激性药物外搽。

NOTE

【艾灸】

1. 取穴

三阴交、曲池、血海、天井、阿是穴。

2. 方法

三阴交、曲池选用温和灸；血海、天井、阿是穴可选择用回旋灸或隔姜灸；轻者每天1次，每穴5～10分钟；重者每日2～3次，每穴5～10分钟。

> ［ 按语 ］
>
> 1. 应注意保持心情舒畅，学会自我调节，自我放松。
>
> 2. 起居规律，生活有节制，劳逸结合。
>
> 3. 避免搔抓、摩擦、蹭刮等刺激，可以局部拍打缓解阵痒。
>
> 4. 饮食宜清淡，禁食辛辣刺激与腥发动风之品。
>
> 5. 部分外用药不适于全身大面积、长时间应用。

【拔罐】

本病可采用留罐法或刺络拔罐法。

1. 留罐法

选取曲池、血海、风门、膈俞、脾俞、肾俞、肝俞、三阴交，留罐10～15分钟，一天1次或隔天1次。

2. 刺络拔罐法

在患处散刺后，加拔火罐。

【敷贴】

放射性核素敷贴对于局限性神经性皮炎疗效显著。方法：选用$^{90}Sr-^{90}Y$皮肤敷贴器，治疗时患者手持敷贴器柄使活性区域对准病灶，严格按规定剂量和时间进行照射，同时用3mm厚的橡皮泥屏蔽，保护周围正常皮肤。采用分次小剂量照射，每次吸收量0.8～1.6Gy，每日照射 1 次，连续 10 次为 1 个疗程。敷贴治疗 1 个疗程后，休息 2 个月，之后根据病情好转程度决定敷贴下个疗程，最长治疗时间为 3 个疗程。注意每个疗程治疗前检查 1 次血常规，共检查 3 次。

【耳针】

1. 取穴

主穴：耳尖、病变相应的耳穴部位、肺、神门、皮质下。

配穴：风热侵袭证加风溪、耳中；肝郁化火证加肾上腺、肝；血虚风燥证加膈、脾。

2. 操作

（1）毫针法：耳郭常规消毒后，用毫针对准所选穴位刺入，每次取一侧耳穴，两耳交替使用。每次留针 1 ～ 2 小时，留针期间行针 2 ～ 4 次。出针时迅速将毫针拔出，除特殊要求外，用消毒干棉球轻压针孔片刻，以防出血。隔日 1 次，10 次为 1 个疗程。

（2）压籽法：耳郭常规消毒后，用中药王不留行籽贴压在所选穴位上，边贴边按压，贴紧固定。并嘱患者每日按压耳穴 3 ～ 5 次，以加强刺激。隔日换贴 1 次，10 次为 1 个疗程，疗程间休息 7 ～ 10 天。如对胶布过敏，及时取下，以免造成耳部水肿。

（3）刺血法：每次取一侧耳穴，左右耳交替进行，按摩耳郭使其充血后，以 75% 乙醇做常规消毒，用注射针头点刺耳尖、耳背静脉、病变相应的耳穴部位，每个穴位出血量为 10 ～ 20 滴。每周 2 次，3 次为 1 个疗程。

【熏蒸】

药物组成：苦参、金银花、连翘、黄柏、黄芩、蒲公英、丹参、当归、川楝子、菊花、白鲜皮、蛇床子各 20 ～ 30g，川椒、荆芥、防风、甘草各 10g。

操作：临床可使用自动熏蒸药浴器。首先用 1% 的洗必泰溶液擦洗或喷洒消毒患处（对有传染可能的病人熏蒸设备专用，并定期消毒），

NOTE

将中药放人蒸煮锅内加适量水，接通电源，掌握好熏蒸温度和时间。通常宜用 43～45℃、20～30 分钟的组合，体热者可将温度降低 1～2℃，耐热的个体可用 45～47℃，温度可自动调节，每次 30 分钟，每天 1～2 次。治疗时头部充分暴露于外。由于出汗过多，在治疗中应适当饮水。连用 10 天为 1 个疗程，有效但未愈者可继续治疗。

NOTE

附：白 疕

一、概述

白疕因其"肤如疹疥，色白而痒，搔起白皮"而得名，是一种常见的易于复发的炎症性皮肤病。相当于西医的银屑病。其特点是：在红斑上有松散的银白色鳞屑，抓之有薄膜及露水珠样出血点。病程长，反复发作，不易根治。

二、病因病机

本病多因素体营血亏损，血热内蕴，化燥生风，肌肤失养而成。

初因内有蕴热，外感风寒、风热之邪，阻于肌肤，蕴结不散而发；机体蕴热偏盛，或性情急躁，心火内生，或外邪入里化热，或恣食辛辣肥甘及荤腥发物，伤及脾胃，郁而化热，内外之邪相合，蕴于血分，血热生风而发；素体虚弱，气血不足，或病久耗伤营血，阴血亏虚，生风化燥，肌肤失养而成；病程日久，气血运行不畅，以致经脉阻塞，气血瘀结，肌肤失养而反复不愈；热蕴日久，生风化燥，肌肤失养，或流窜关节，闭阻经络，或热毒炽盛，气血两燔而发。

三、辨证分型

1. 血热内蕴证

皮疹多呈点滴状，发展迅速，颜色鲜红，层层银屑，瘙痒剧烈，抓之血露，伴口干舌燥，咽喉疼痛，心烦易怒，大便干燥，小便黄赤，舌质红，苔薄黄，脉弦滑或数。

2. 血虚风燥证

病程较久，皮疹多呈斑片状，颜色淡红，鳞屑减少，干燥皲裂，自觉瘙痒，伴口咽干燥，舌质淡红，苔少，脉沉细。

3. 气血瘀滞证

皮损反复不愈，皮疹多呈斑块状，鳞屑较厚，颜色暗红，舌质紫暗，或有瘀点、瘀斑，脉涩或细缓。

4. 湿毒蕴阻证

皮损多发生在腋窝、腹股沟等皱褶部位，红斑糜烂，痂屑黏厚，瘙痒剧烈，或掌跖红斑、脓疱、脱皮，或伴关节酸痛、肿胀，下肢沉重，舌质红，苔黄腻，脉滑。

5. 火毒炽盛证

全身皮肤潮红、肿胀、灼热痒痛，大量脱皮，或有密集小脓疱，伴壮热口渴，头痛畏寒，大便干燥，小便黄赤，舌红绛，苔黄腻，脉弦滑数。

四、适宜技术

【针刺】

1. 治法

养阴清热，凉血活血，解毒祛风。

2. 取穴

主穴：大椎、肺俞、曲池、合谷、血海、三阴交。

配穴：血热内蕴加风池、印堂、百会、肝俞、陶道、阳溪、肩髃；血虚风燥加肾俞、肝俞、膈俞、足三里；气血瘀滞加膈俞、足三里；湿毒蕴阻加足三里、丰隆、脾俞、肾俞、阴陵泉；火毒炽盛加心俞、阿是穴（肩胛冈上或皮损处）、委中、曲泽、支沟。

3. 操作

平补平泻手法，留针半个小时，每日 1 次，10 次为 1 个疗程，症状好转后改为隔日 1 次。

4. 方义

大椎清热解表；肺俞可疏调肺气；曲池、血海以疏通经络、清血热利肌肤，配合三阴交以补后天之本；合谷为大肠经之原穴，能疏风解表、通络镇痛。诸穴合用，共奏养阴清热、凉血活血、解毒祛风之功效。

【熏蒸】

1. 方法一

药物组成：秦皮 30g，桑白皮 30g，地骨皮 30g，陈皮 30g。

操作：将煎好的中药放入中药熏蒸多功能治疗机中，温度为 40℃，时间为 15～20 分钟，隔日 1 次，共 30 次。

2. 方法二

药物组成：①1 号方：木槿皮、黄柏、苦参、白鲜皮、金银花、连翘、防风各 30g。②2 号方：生地黄、玄参、百部、忍冬藤、蛇床子、蝉蜕、荆芥各 30g。③3 号方：木贼、麻黄、紫荆皮、白鲜皮、地肤子、苍术、黄柏各 20g。

操作：机器预热，根据患者的证型选择适宜的方剂放入锅内煎煮，同时患者沐浴。舱内气体温度达 37℃时扶患者进入舱体，将头部暴露在舱体外，关好舱门，进行熏蒸治疗。根据患者的耐受能力调节温度，一般为 39～42℃，时间为 20 分钟，隔日 1 次，2 周为 1 个疗程。

NOTE